Td 175

PUBLICATION DU MONITEUR DES SCIENCES.

OBSERVATIONS

RELATIVES

AU DIAGNOSTIC DES TUMEURS

SITUÉES A LA BASE DU CERVEAU,

ET DES MALADIES ORGANIQUES

D'AUTRES

PARTIES DE L'ENCÉPHALE ET DE LA MOELLE ÉPINIÈRE

Par le Docteur BRIGHT,

TRADUIT PAR LE DOCTEUR HILLAIRET,

Médecin de l'Hôpital Saint-Louis, etc.

Prix : 1 fr. 25.

PARIS.

AU BUREAU DU MONITEUR DES SCIENCES MÉDICALES,

6, RUE DU 29 JUILLET.

1861

OBSERVATIONS

RELATIVES

AU DIAGNOSTIC DES TUMEURS

SITUÉES A LA BASE DU CERVEAU

ET DES MALADIES ORGANIQUES D'AUTRES PARTIES DE L'ENCÉPHALE ET DE LA MOELLE ÉPINIÈRE.

J'ai eu, en peu d'années, l'occasion d'observer jusqu'à un certain degré le développement des symptômes et de surveiller les progrès de deux cas dans lesquels une tumeur s'était formée dans le crâne, à peu près au même point, et dans lesquels les symptômes pré-

(1) Les travaux de Bright sont indiqués ici plus que sommairement. Il se rait beaucoup trop long, dans une note, d'en donner la désignation exacte. Ses mémoires, publiés dans *Guy's Hospital Reports*, dans les *Transactions médico-chirurgicales*, dans le *London Medical Gazette*, forment 2 vol. in-8°. Ses travaux plus considérables, intitulés : *Reports of medical cases, selected with a view of illustrating the symptoms and cure of diseases, by reference to morbid anatomy*, sont réunis en deux volumes in-4°. Le premier contient : 1° *Diseased kidneys in dropsy* ; 2° *Diseased liver in dropsy* ; 3° *Diseased semilunar valves* ; 4° *Diseased aorta* ; 5° *Diseased peritoneum* ; 3° *Inflammation of the lungs* ; 7° *Mucous membrane of the lungs inflamed* ; 8° *Gangrena of the lungs* ; 9° *Phtysis pulmonaris* ; 10° *Cases illustrative of the morbid appearance which occasionally take place in intestine, during progress of fever* ; 11° *State of the intestine in fever*, etc., etc. Le second volume a pour titre : *General observations on diseases of the brain and nervous system* ; il ne contient pas moins de vingt-cinq chapitres et un grand nombre d'observations.

(2) *Cases and observations illustrative of diagnosis where tumours are situated at the basis of the brain ; or where other parts of the brain and spinal cord suffer lesions from disease*, by doctor Bright, published in the *Guy's Hospital Reports*, n° 4.

sentaient une très-grande ressemblance. Ces faits confirment, d'ailleurs, la pensée que j'ai toujours eue et que je conserve, savoir : que dans les maladies, comme en toute autre matière, il nous est possible de découvrir la relation qui existe entre la cause et l'effet. Cette croyance nous est essentielle, si nous tenons à rendre nos recherches sur le diagnostic satisfaisantes et à leur donner quelque intérêt. Naturellement, il est toujours des circonstances nombreuses qui concourent à amener des modifications plus ou moins complètes dans la cause de laquelle certains effets ou symptômes dépendent, et c'est là une des difficultés qui ont conduit quelques personnes à douter presque de là possibilité d'établir autre chose qu'un diagnostic général ou indéfini. Dans un certain nombre de maladies, spécialement dans celles où le système nerveux est impliqué, la seule voie à suivre pour vaincre la difficulté si connue que l'on trouve à établir une relation entre les phénomènes morbides et les lésions organiques, est d'augmenter le nombre des faits authentiques dans lesquels les symptômes et les lésions anatomiques soient fidèlement détaillés.

Dans chacun des cas suivants, on a trouvé une tumeur juste sous la tente du cervelet à laquelle elle adhérait, ainsi qu'à la portion pétreuse du temporal, en même temps qu'elle déprimait le pont de Varole. Cette partie semble d'ailleurs particulièrement exposée aux lésions, en ce sens qu'elle est d'une structure délicate et qu'elle est à proximité de l'organe interne de l'ouïe ; qu'en outre, le poids de la tête se concentre vers cette région, et que les fractures de la base du crâne affectent le plus fréquemment la portion d'os qui soutient cette partie de l'encéphale. Lors donc que quelque violence extérieure vient agir sur les portions osseuses qui l'avoisinent, il devient probable (cela est admissible), qu'elles occasionnent des changements organiques, ainsi que je le montrerai dans les deux cas que je décris actuellement.

Obs. I.—En novembre 1831, je fus mandé à Woolwich pour voir un officier, homme d'une taille athlétique, âgé de 48 ans, qui, après avoir été pendant huit ans dans un service actif à l'étranger, était retourné chez lui en 1817. Il se maria en 1825 et eut de la famille. En 1826 il souffrait cruellement d'une sciatique de la hanche droite, qu'il avait contractée quelques années avant en faisant une chute de cheval. Cette affection fut traitée ou guérie par le carbonate de fer, et dans la suite il jouit d'une excellente santé jusqu'à l'automne de 1829. A cette époque, s'étant de nouveau engagé dans le service étranger, il commença à éprouver une attaque périodique de souffrances sur l'œil gauche exactement au niveau de l'échancrure sus-orbitaire. Cette souffrance revenait habituellement, et chaque jour, au moment du dîner; elle l'obligeait à suspendre son repas avant qu'il en eût pris la moitié. Vers ce temps, il eut encore un accident très grave, des étourdissements, une perte de connaissance. Après une saignée il revint à lui, mais son intelligence fut pour un jour ou deux si altérée « qu'*il demandait souvent dans quel service on était engagé et ce qu'on y faisait.* » On eut beaucoup de peine à lui faire comprendre les explications qu'on lui donnait. Quoi qu'il en soit, il revint assez rapidement à une situation tolérable, encore qu'il ne récupérât pas la santé dont il avait joui avant son attaque, car il se plaignait souvent de quelques souffrances dans la tête et de faiblesse dans la jambe droite.

Vers Noël environ, il fut pris d'une vigoureuse attaque de vomissements bilieux après lesquels les douleurs de tête, siégeant sur l'arcade sourcillère, s'aggravèrent et augmentèrent de fréquence. Il éprouvait de temps en temps une perte momentanée de la vue, comme si un nuage lui passait devant les yeux, pour disparaître en quelques minutes. Cet accident se dissipait alors complétement, n'était pas suivi d'augmentation notable de la céphalalgie. Il souffrit encore quelques semaines de cette douleur intermittente sur l'œil gauche; mais l'administration de trois doses rapidement successives de sulfate de quinine, deux ou trois heures avant l'attaque quotidienne, l'en debarrassèrent complètement, et elle ne reparut plus dans la suite. En juin 1830, il eut une autre attaque de vomissements bilieux d'un grande intensité, qui disparurent si promptement qu'il fut très peu après capable de remplir toutes ses fonctions; mais à quelque temps de là il découvrit qu'il avait complétement perdu la vue de l'œil gauche; du côté droit elle devenait assez imparfaite; la faiblesse de la jambe droite augmentait, et la jambe gauche commençait à perdre de sa force.

En 1831, lorsqu'il retourna dans ses foyers, la vue d'un œil était entièrement perdue, et de l'autre il ne pouvait qu'à l'aide des plus grands efforts, et en modifiant le champ de vision, distinguer les personnes avec lesquelles il faisait la conversation.

L'ouïe du côté droit était assez bien conservée, mais il l'avait depuis longtemps perdue du côté gauche, à la suite d'une émotion qu'il avait éprouvée en mettant le feu à un canon. Il se plaignait également beaucoup à travers la tête de douleurs lancinantes, dont l'intensité fut de beaucoup affaiblie par l'application de ventouses scarifiées, de vésicatoires et de la pommade stibiée.

Je le trouvai, à ma première visite, le 8 novembre 1831, étendu dans sa chaise à côté du foyer, les yeux fermés, n'ayant aucune conscience des objets qui l'entouraient, de telle façon que je causais dans la chambre absolument comme s'il n'y était pas. Sa femme lui fit comprendre, en parlant très près de son oreille, que le docteur *Parker*, qu'il attendait avec instance, était arrivé, et, après quelques mots échangées entre eux, je manifestai le désir de lui tâter le pouls, d'examiner ses yeux ou tout ce qui serait nécessaire, absolument comme si j'étais un des amis auxquels il était habitué. Il ne se douta pas le moins du monde de ma présence, quoique je restasse auprès de lui environ une heure, durant laquelle la conversation continua.

Lorsque je l'eus bien excité, soit en écrivant des mots sur sa main, soit en lui parlant à l'oreille ou par divers autres moyens, il arriva à comprendre et à répondre distinctement sans hésitation; mais de cette voix haute, aiguë et mal modulée que l'on retrouve habituellement chez les sourds. Son intelligence ne semblait pas diminuée. Il était capable de se tenir debout; mais, soit faiblesse des extrémités inférieures, ou crainte résultant de sa cécité, il ne pouvait pas se mouvoir sans être soutenu, et lorsqu'il essayait de marcher, c'était d'un pas saccadé, faible et chancelant (*it was with a short, feeble, tottering step*). Bien qu'il eût eu de l'incontinence d'urine quelques semaines avant, la miction était normale et volontaire, ainsi que l'évacuation des matières alvines. Son sommeil était calme sans être trop lourd; il ne paraissait pas plus assoupi qu'une autre personne simplement privée de la vue et de l'ouïe. Son appétit était bon et quelquefois excessif. J'appris qu'une semaine avant ma visite il avait eu un accès pendant lequel il avait perdu connaissance pour un moment, mais sans convulsions. La perception des sons était inégale, irrégulière, de telle sorte qu'à de certains moments il pouvait percevoir des sons, même faibles, mais jamais assez distinctement pour saisir la signification des mots, qu'on ne pouvait d'ailleurs lui faire comprendre que très difficilement même en parlant à haute voix.

Il était évident que l'altération organique siégeait dans le crâne, et je prescrivis une médecine pour régulariser l'action des intestins et quelques grains de sous-carbonate d'ammoniaque avec une infusion de gentiane. Le régime diététique était complet. Pas de vin.

Le 29 novembre, je le visitai de nouveau. Il semblait plus alerte et il entendait mieux, de telle sorte que une ou deux fois, il avait distingué le son du tambour et du cor et entendu la voix de ses enfants; mais c'était une opération très laborieuse que de lui faire entendre quelques mots. Cependant, si on lui traçait des mots sur la main, il parvenait à saisir et à comprendre des phrases entières, auxquelles il répondait correctement, paraissant ainsi instruit sur toutes choses. En procédant ainsi, avec la plus grande attention, sa femme l'informait de tout ce qui se passait ; elle lui lisait les journaux, au compte-rendu desquels il prenait un vif intérêt, surtout en ce qui concernait le choléra qui régnait alors avec une grande intensité dans le *Sunderland*. Il avait quelques fois parlé d'une sensation toute particulière qu'il éprouvait dans la tête : il lui semblait y percevoir un bruit pareil à celui que fait la graisse jetée sur le feu ; en même temps qu'il lui passait comme un éclair devant les yeux, il avait surveillé attentivement sa vue, et il avait constaté qu'elle s'était améliorée un instant : ainsi, le jour avant notre visite, il avait dit qu'il avait pu distinguer entièrement sa main. Il était aussi plus fort sur ses jambes, car, sans aucun soutien, il avait pu faire les trois quarts d'un mille. Son pouls variait de 70 à 75 ; son appétit était bon, et le sommeil calme. Les entrailles étaient toujours facilement activées par la médecine. Je lui prescrivis de continuer les mêmes remèdes aussi longtemps qu'ils sembleraient agir ; puis d'essayer d'user de la solution arsénicale, et de recommencer l'application d'une série de vésicatoires à la nuque et derrière les oreilles. Peu de temps après, un séton fut placé à la nuque.

Plus tard, j'eus occasion d'apprendre que les symptômes s'aggravaient graduellement. La vue et l'ouïe devenaient, si c'est possible, plus mauvaises ; la faiblesse des extrémités inférieures plus complète ; la vessie et le rectum impuissants. Les facultés mentales s'affaiblissaient. Je ne le revis que le 14 novembre 1832, près d'un an après ma dernière visite ; il était actuellement couché dans son lit, très amaigri, appuyé sur ses oreillers, les yeux fermés, les mains sur le couvre-pieds et les genoux fléchis.

Sa femme l'alimentait avec de la viande finement hachée et mêlée à des pommes de terre ; elle était souvent obligée de le lever pour lui faire prendre son alimentation et alors il ouvrait alternativement et fermait doucement ses machoires, jusqu'à ce qu'il tombât endormi ; les aliments séjournaient en partie dans la bouche. Il n'éprouvait aucune gêne dans la déglutition, et depuis quelques mois, il n'avait, semblait-il, aucune préférence pour un aliment plutôt que pour un autre. Il buvait les médecines les plus désagréables comme s'il se fût agi de vin ou de tout autre breuvage meilleur. Il existait des alternatives dans son état, et était plus assoupi à de certains jours que dans d'autres ; je le voyais dans un de ses mauvais jours. Un mois environ avant ma visite, il avait montré quelque dégoût pour une médecine, ce qui était un signe d'amélioration dans son état, mais cela ne se renouvela pas et il ne put plus distinguer la différence de saveur des objets que l'on plaçait dans sa bouche. Il était tout à fait indifférent à la présence des personnes étrangères et à tout ce qui s'agitait autour de lui. En résumé il était toujours immobile et somnolent excepté lorsqu'il remuait la bouche pour manger ou pour exprimer une souffrance, ce qu'il faisait en contractant les traits du visage et en agitant ses couvertures avec son pied sur lequel deux ou trois ulcères ovales s'étaient développés. J'appris qu'on le levait généralement vers une heure et que d'habitude il restait dans son fauteuil jusqu'à sept heures; alors on le recouchait; il ne pouvait plus du tout se tenir debout, et quoiqu'il eût probablement conscience des besoins de la nature, il ne le manifestait pas. Dans certaines circonstances il accusait distinctement une grande céphalalgie siégeant surtout au-dessus de l'œil droit. Je ne sais si les pupilles étaient complétement mobiles; la droite était plus dilatée que la gauche. Il n'eut jamais de convulsions. Quelques vésicatoires furent appliqués sur le sommet de la tête sans qu'il en éprouvât aucun soulagement.

Depuis ce moment jusqu'à sa mort qui arriva le 27 septembre, je ne le vis plus, mais j'appris qu'il était devenu de plus en plus incapable de de se servir de ses membres, qu'il était sujet à de fréquentes transpirations profuses, que les matières fécales et les urines passaient souvent sans qu'il en eût conscience toutes les fois, qu'il prenait des aliments, que les escarres qui s'étaient formées au sacrum étaient rapidement devenues plus étendues.

Je fus témoin de l'examen qui eut lieu deux jours après la mort en présence de MM. HARRIS BOSSY et de quelques autres médecins.

Autopsie. L'enveloppe du crâne contenait plus de sang que de coutume; le crâne était donc solide et d'inégale épaisseur; de chaque côté de la face interne de la suture sagittale et particulièrement du côté gauche, il existait quelques cavités irrégulières et profondes qui étaient remplies par les glandes du paccioni plus développées que de coutume et qui semblaient avoir perforé le crâne en quelques endroits jusqu'a la table externe. La dure-mère était peu vasculaire, mais le développement des corps glandulaires de chaque côté du sinus longitudinal était remarquable, de telle sorte qu'au premier aspect elles faisaient naître l'idée de tumeurs fongueuses cérébriformes. Un petit os plat d'un demi-pouce de long était placé à l'angle de la faulx. Le sinus longitudinal était entièrement normal. La dure-mère adhérait intimement à l'arachnoïde dans les parties où les glandes de paccioni étaient développées et lorsquelle fut enlevée on aperçut dans le voisinage immédiat, l'arachnoïde blanche et opaque, elle n'était pas vasculaire et n'avait contracté aucune adhérence morbide avec le cerveau ; elle ne contenait pas de sérosité dans sa cavité, la scissure inter-hémisphérale était peu profonde, ce qui était dû à l'elévation considérable et inusitée du corps calleux. La substance cérébrale était en général normale, mais seulement injectée en quelques points.

La voûte des ventricules soulevée par de la sérosité clairé, dont on recueillit environ quatre onces ; les parties antérieures et postérieures des ventricules étaient élargies, l'accumulation du liquide paraissait plus grande dans les parties antérieures ; quelques vaisseaux assez développés étaient tuméfiés à la surface des ventricules latéraux. Les corps striés et les couches optiques semblaient aplaties ; le septum lucidum était plus épais et plus ferme qu'à l'état normal ; le plexus choroïde de chaque côté était exsangue et contenait plusieurs petits kystes du volume de la tête d'une épingle à celui d'un pois. Le *velum interpositum* (cloison transparente) était aussi exsangue. En essayant de détacher le cerveau de la base du crâne, on trouva que la portion antérieure de l'hémisphère gauche du cervelet était dégénérée en une tumeur et adhérait si fermement, qu'il ne put pas être détaché sans le scalpel ou en employant une force considérable, de la portion pétreuse de l'os temporal. La structure de cette tumeur était principalement dure et résistante, mais dans quelques parties, plus molle, et le nerf trijumeau passant sur cette tumeur, y était aplati et étalé. Ce n'était pas une simple adhérence que la tumeur avait contractée, car l'os était carié et pénétré par elle de telle façon, qu'une cavité mollasse, envahissant une large portion du sommet du rocher, s'étendait en avant jusqu'à la selle turcique.

Le cas suivant, qui a été confié à mes soins, et dont les détails ont été recueillis avec attention par mon ami, M. Alfred ASPLAND, démontre très bien les effets de la compression sur la partie antérieure de la moelle, occasionnée par une altération des vertèbres.

OBS. IV. — *Paralysie par compression des faisceaux antérieurs de la moelle épinière.*

Thomas Cook, âgé de 17 ans, brun, d'une famille suisse, fut admis dans Luke's Ward sous les soins du Dr Bright, le 26 octobre 1836. Il a vécu à Londres ; son occupation sédentaire consistait à rouler des cigares, et son alimentation a été très misérable ; en raison de sa pauvreté, il ne pouvait manger de la viande plus d'une fois par semaine·

Quoiqu'il n'ait jamais été robuste, il a toujours été exempt de toute indisposition jusqu'à la maladie actuelle. Il y a quatre mois, il fut pris de rhumatisme aigu, précédé d'une attaque subite et si violente de vertiges, d'obscurcissement de la vue et d'affaiblissement de la puissance musculaire, qu'il tomba, mais n'eut pas de perte de connaissance. Dans l'espace d'une demi-heure, sa vue fut recouvrée et les autres symptômes diminuèrent ; en peu d'heures les deux genoux devinrent le siége du rhumatisme aigu, qui resta stationnaire pendant un mois. Il se fit alors une métastase vers la nuque, et les ligaments devinrent particulièrement atteints. Il éprouvait une souffrance considérable vers la nuque et la région occipitale; à la partie interne et externe du crâne. Au bout de neuf semaines, il fut capable de quitter son lit et de reprendre ses occupations ; il était alors dans l'état suivant :

La tête légèrement tournée du côté droit, l'une des vertèbres cervicales faisant saillie en arrière ; engourdissement dans le point malade, se propageant sur la tête, à l'occiput et en avant, jusqu'à l'os frontal ; il ressentait une violente douleur siégeant à la nuque dans les mouvements et de fréquents maux de tête ; en outre, il éprouvait une faiblesse musculaire générale. Il continua son travail pendant neuf mois ; la contraction de la nuque devenait de plus en plus marquée et la débilité fit de si grands progrès que, dans plusieurs circonstances, il tomba en se promenant ; les bras étaient moins affectés que les jambes. Un mois après avoir cessé son travail, il sollicita son admission à l'hôpital ; il était alors dans les conditions suivantes : aspect anémique et apparence d'une santé détériorée ; il soulevait ses bras avec difficulté, toutefois la force était plus grande dans le droit que dans le gauche. La marche était affaiblie, et il tombait quelquefois. On remarquait une saillie marquée de l'apophyse épineuse de la seconde vertèbre cervicale considérablement épaissie ; la tête était tordue sur le côté droit, le menton déprimé ; sur la tumeur, la sensibilité était en partie perdue jusqu'à un couple de pouces de chaque côté sur la région occipitale, et en avant et en haut en suivant la suture sagittale jusqu'à l'os frontal où cela cessait. Il ressentait une douleur fixe dans les mouvements, la respiration était calme et le pouls battait profondément ; il n'y avait point d'affaiblissement du rectum, et les urines étaient rendues librement. L'appétit était bon, les digestions se faisaient bien. On lui prescrivit un séton à la nuque, il prit de la salsepareille ; le séton fut appliqué juste au-dessous de la partie malade ; il excita une si grande irritation, qu'il fut enlevé peu de jours après. Depuis le moment de son admission, la force se perdit graduellement, de telle sorte qu'au bout de six semaines il ne pouvait plus se lever de son lit et pouvait à peine se retourner étant couché. Il souffrait de palpitations et de dyspnée, particulièrement après quelques mouvements. La contractilité du sphincter anal commença alors à s'affaiblir.

Janvier 1837. La puissance motrice est actuellement excessivement bornée ; elle est confiée seulement à quelques mouvements de flexion des jointures des genoux, et encore lorsque le malade est placé sur le côté. La position la plus supportable pour lui est sur le côté droit, parce qu'elle enlève en partie la distortion des ligaments malades. Lorsqu'il est sur sa chaise, sa tête tombe sur son épaule, et il ne peut plus remuer les bras ni les doigts ; dans la position assise, il ne peut pas se soutenir le moins du monde. Le diaphragme, les muscles intercostaux et abdominaux ne sont plus capables de contraction. La respiration, quoique régulière, et bien que peu laborieuse en général, est faible et principalement stimulée par le nerf accessoire, le trapèze et le sterno-cléido-mastoïdien étant surtout actifs dans cette circonstance. L'inspiration, quoique faible, est convenable sous l'influence de la volonté ; l'expiration est passive et tout à fait en dehors du contrôle de la volonté. Les phénomènes qui se montrent d'ordinaire dans l'inspiration, comme le bâillement, s'exécutent, quoiqu'un peu imparfaitement ; ceux qui se produisent dans l'expiration, comme l'éternuement et la toux, ne peuvent être exécutés ; le malade peut sourire, mais ne peut rire ; il prise même en quantité considérable, mais ne peut éternuer, bien que le désir en soit très-grand. Pendant l'inspiration, les ailes du nez sont largement séparées ; le nombre des inspirations est de 22.

Le murmure vésiculaire est très-faible, ce qui est probablement dû au defaut de perméabilité des vésicules pulmonaires, ainsi que l'indique le peu de résonnance des parois thoraciques à la percussion. La région précordiale offre de la matité sur un trop grand espace et l'impulsion du cœur est beaucoup trop forte. L'intervalle entre les deux temps est occupé par un arrêt de scie ressemblant à de l'air passant par un orifice étroit, ayant son maximum d'intensité au sommet, mais très-nettement facile à entendre sur tous les points de la poitrine. Le pouls est petit, vibratile et quelque peu irrégulier en force et en fréquence. L'appétit et les digestions restent indemnes, le malade est très-maître de l'action du sphincter anal pendant un peu de temps.

Dans le mois de janvier, lorsque l'*influenza* se fit sentir, il fut affecté de bronchite et de péricardite qui furent suivies d'épanchement dans la poitrine et sous l'influence duquel il mourut.

L'examen après la mort fit voir une maladie bien déterminée de l'articulation de la première et de la seconde vertèbre cervicale et sur l'apophyse odontoïde, dont la surface inégale et raboteuse, avait des prolongements aigus et empiétait sur le canal rachidien, les membranes et les ligaments dans le canal étaient épaissis et malades. Quoi qu'il en soit, la maladie semblait avoir été enrayée par le traitement, et il n'y avait pas de raison pour supposer que le résultat aurait été fatal s'il ne fût survenu une péricardite et une pleurésie avec épanchement, dont les résultats furent évidents à l'autopsie.

Dans cette observation, la maladie des vertèbres provenait de l'affection rhumatismale qui est une des causes les plus communes de souffrances, et il n'y a pas de doute que les différentes interruptions qui se manifestèrent dans les fonctions des muscles, dépendaient de la compression qui était exercée sur la partie supérieure de la moelle. Dans les deux cas suivants, au contraire, et notamment dans le premier, dont je suis redevable aux notes de M. Aspland, on observe les effets de la compression exercée à la partie inférieure de la moelle.

Obs. ii. — Nightingale Wells, âgé de 43 ans, fut admis, par mes soins, à Guy's hospital, le 22 octobre 1834. Il paraît qu'en 1817, étant à l'armée, il reçut une blessure par éclat de fusil qui lui fracassa l'os de la joue, et depuis ce temps, l'ouïe fut très-affaiblie dans l'oreille gauche, mais on n'eut à constater aucune autre conséquence fâcheuse pendant dix-huit mois. Après, il survint dans cette oreille un écoulement qui, après avoir continué pendant huit mois, s'arrêta tout d'un coup vers Noël dernier. Il fut promptement suivi d'une douleur qui se manifesta à la région frontale, avec sensation de pesanteur à l'occiput. Quatre mois après, environ, la vue de l'œil gauche devint très-imparfaite, et le mois suivant l'œil droit fut affecté.

A son entrée à l'hôpital, la vue était si altérée, qu'il ne pouvait trouver à se conduire dans la rue. Pendant les six dernières semaines, il eut trois ou quatre fois chaque jour des mouvements convulsifs qui affectaient principalement le côté gauche ; sa mémoire était devenue très imparfaite à l'égard des faits ou des événements récents, mais elle était restée fidèle pour ce qui concernait les choses anciennes. Son pouls, variable en force et en fréquence, était à 96 environ. Il resta confié à mes soins, et je lui fis porter constamment un séton à la nuque. Je stimulai ses entrailles à l'aide de purgatifs légers : un grain de calomel lui fut administré pendant quelque temps trois fois par jour ; des sangsues furent appliquées plusieurs fois à la tempe et derrière les oreilles ; la tête fut rasée et recouverte d'embrocations froides. Je lui prescrivis des frictions sur l'enveloppe du crâne avec la pommade stibiée, mais cela n'eut aucun résultat. Pendant son séjour à l'hôpital, il eut principalement de temps à autre de très grands maux de tête ; une fois ou deux, il tomba à terre dans des accès de vertiges, et très souvent, ce qu'il appelait sa pesanteur de tête, le rendait incapable de se mouvoir. L'émission des urines était parfois difficile ; il avait de la constipation. Le 13 janvier, il quitta l'hôpital, entièrement aveugle et ne pouvant désormais distinguer la lumière de l'obscurité ; il était aussi tout-à-fait sourd de l'oreille gauche, tandis que la droite était seulement affaiblie. Ses membres étaient intacts ; il avait coutume de faire de très longues promenades.

M. Thomas Griffith, qui le vit quelques fois avec M. Dewsnap, fut assez bon pour me communiquer tous les renseignements qu'il put obtenir et m'informer que l'état du malade persista jusqu'à environ le milieu de l'été de la même année (1835), lorsqu'il fut pris soudainement, en se promenant dans le jardin, d'une attaque pendant laquelle il tomba sans connaissance. Lorsqu'il revint à lui, dit M. Griffith, il était hémiplégique du côté droit, la bouche déviée à gauche, le côté affecté était privé de sensibilité ; il recouvra ensuite graduellement la sensibilité et les mouvements dans le bras et la jambe gauche ; toutefois, les mouvements étaient accompagnés de violents tremblements, et il ne pouvait se tenir debout sans être soutenu. Les fœces et les urines étaient retenues ou évacuées à volonté, cependant ses entrailles étaient très paresseuses et l'on était obligé de recourir à l'usage des médecines pour les stimuler. Il était sujet à des attaques convulsives qui apparaissaient trois fois et quelquefois une seule fois par jour, ou bien à intervalle de deux jours. Son esprit était par moments en enfance, mais sa raison n'était pas perdue pour cela. Le sens du goût était anéanti ; l'ouïe était variable, tantôt conservée mais faible, tantôt très imparfaite, et quoique je ne l'eusse pas vu depuis plusieurs mois, il me reconnut très bien au son de ma voix.

Cela se passait environ deux mois avant sa mort ; il articulait alors avec beaucoup de difficulté et prononçait des mots subitement après un effort prolongé. La langue était vigoureusement appliquée au palais et dans l'effort qu'il faisait pour parler, il éprouvait une grande difficulté à abaisser la mâchoire inférieure ; cependant il pouvait bâiller en ouvrant entièrement la bouche. Il semblait que les muscles du côté droit de la mâchoire avaient regagné toute leur force d'action ; quant à la distorsion du visage, elle n'était pas très grande lorsque je le vis. Quoi qu'il en soit, la sensibilité était entièrement perdue sur le côté de la face. C'était un homme d'un tempérament irritable et passionné ; mais je ne m'aperçus pas alors qu'il le fût plus qu'à l'ordinaire.

Pendant très longtemps avant sa mort, son bras était si paralysé qu'il ne pouvait s'en servir pour manger ; la paralysie des membres inférieurs l'obligea à garder le lit durant les six semaines qui précédèrent sa mort.

Il mourut à son domicile, à Hammersmith, le 24 obtobre 1836, et le 25, M. Griffith, que j'assistais avec MM. Dewsnap et Bowling, procéda à l'autopsie; nous trouvâmes ce qui suit :

EXAMEN CADAVÉRIQUE.—La calotte du crâne était enlevée, la dure mère parut distendue, mais peu vasculaire; deux ou trois grosses glandes de paccioni s'élevaient à sa surface à côté de la viscère longitudinale, semblables à de petites excroissances fongoïdes. Lorsque la dure mère fut enlevée, les circonvolutions parurent aplaties par une assez grande accumulation de liquide dans les ventricules. L'arachnoïde n'était pas très vasculaire ni soulevée par de la séiosité.

En coupant la substance cérébrale, nous y trouvâmes des traces très évidentes et disséminées de congestion. Le corps calleux était distinctement soulevé; les ventricules latéraux étaient trois fois plus distendus qu'à l'état normal par la sérosité limpide; les parois du septum lucidum étaient fermes, résistantes; les trous de *Monro* largement distendus. Un large vaisseau sinueux parcourait le bord inférieur du plexus choroïde qui était exsangue.

Les nerfs optiques étaient remarquablement petits, durs et de couleur jaune, très différents en cela de la blancheur qui les distingue à l'état normal; ils paraissent ovales et aplatis (their section was oval and compressed). L'infundibulum était plus épais et d'une consistance plus ferme qu'à l'état normal.

Sous la tente du cervelet, on trouva sur le côté gauche une tumeur du volume d'une châtaigne, attachée par un pédicule à la portion pétreuse de l'os temporal, poussant de côté la protubérance annulaire et l'hémisphère gauche du cervelet, comprimant la moelle allongée et repoussant en haut la cinquième paire de nerfs. Cette tumeur, dure, noire, était à la surface des tempes, parsemée de grumeaux de sang, et présentait aussi l'aspect d'une excroissance fongoïde provenant de l'altération de structure de l'os, mais étroitement unie à la portion antérieure du cervelet. L'altération de l'os était molle, fongueuse et contenait un liquide puriforme. Le tympan était entièrement détruit et l'oreille interne contenait du pus.

Les autres viscères thoraciques et abdominaux étaient sains, à cette exception près que vers la base du côté gauche du thorax on découvrit un empyème d'une certaine étendue, qui était circonscrit par des fausses membranes.

Les deux cas que je viens de décrire offrent beaucoup de points de ressemblance, ainsi que cela se présente souvent dans les différentes transformations que subissent les tissus du corps humain.

Dans les deux cas, nous avons affaire à des sujets qui ont un peu dépassé la moitié de la vie, qui meurent des suites de tumeurs semblables développées dans le crâne. Ils étaient dans des conditions convenables de santé, et leurs symptômes n'avaient pas été modifiés d'une manière importante par la coexistence d'autres maladies. Dans les deux cas, nous sommes en droit de rapporter l'aggravation et probablement l'existence de la maladie, aux fatigues et aux accidents du service militaire.

Dans les deux cas, la maladie a été remarquable par sa marche progressive ; elle s'est décélée par l'altération des sens, qui a été suivie de près par la paralysie de la motilité et de la sensibilité générale dans diverses parties ; l'intelligence n'a été un peu affectée qu'à une période avancée, mais pas avant, probablement, qu'il se fût fait une suffusion séreuse dans les ventricules.

Les symptômes pourraient être plus scientifiquement définis, comme, par exemple, la perte presque entière de la vue, la perte totale de l'ouïe dans une oreille et à un très-grand degré dans l'autre, une paralysie progressive des extrémités, un affaiblissement léger et temporaire des sphincters, une grande diminution dans le sens du goût et une mort provoquée par le fait de la dépression sensoriale.

Dans ces deux cas, l'oreille gauche avait perdu sa sensibilité à peu près vingt ans avant la mort ; dans l'un, par suite de la détonation d'un canon ; dans l'autre, après une blessure grave de la face, qui avait indubitablement causé un ébranlement de l'os temporal. Cette violence a-t-elle pu être une cause prédisposante ? C'est ce qu'il me serait impossible de dire. Néanmoins, cette circonstance peut être mise à profit dans l'explication des faits.

Dans les deux cas, la vision fut affaiblie, détruite même avant l'ouïe du côté droit, et il n'est pas facile de se rendre compte de cette particularité. Je suis fâché de n'avoir pas trouvé à faire, après la mort, quelque observation sur l'état des nerfs optiques dans le premier cas, et je suppose, quoi qu'il en soit, qu'ils ne présentaient rien de remarquable, à moins toutefois que cela ne soit passé inaperçu.

Dans le second cas, on trouva beaucoup d'altérations faciles à constater : les nerfs étaient petits, durs, de couleur jaune brun, et, selon toute apparence, incapables de remplir leurs fonctions. Mais comment ces altérations se sont-elles formées ? Serait-ce par quelque compression exercée sur un point de leur trajet, ou par obstacle à la circulation dans leur substance, ou par irritation communiquée par continuité, ou encore par le fait de l'accumulation de sérosité dans les ventricules ? C'est ce que je n'ai pas la prétention d'expliquer. L'affaiblissement de la vue chez ces deux sujets nous conduit à supposer que cela forme une partie importante de l'histoire des accidents deutéropathiques de la maladie. Dans chacun, la perte absolue de l'œil gauche survint plus de deux ans avant la mort, et la perte de l'œil droit suivit de près. Bien que l'ouïe du côté gauche eût perdu beaucoup de sa puissance dans les deux cas, et qu'elle fût même perdue à la fin dans le premier, elle conserva néanmoins sa faculté de percevoir les impressions sensoriales dans chacun des deux faits beaucoup plus longtemps que les yeux. La situation des désordres organiques, que j'ai dit empiéter, dans ces deux observations, sur le mécanisme de l'oreille droite, offre une explication suffisante de la destruction de ses fonctions ; mais il est probable que la compression communiquée à travers le pont de Varole au nerf auditif du côté opposé, à mesure que la tumeur se développait, a seule causé la diminution toute progressive du sens de l'oreille gauche.

Il semble que le sens du goût s'est affaibli dans l'un et l'autre cas, parallèlement au développement graduel de la maladie ; et il est à noter que ce phénomène ne s'est produit que peu de temps avant la mort. C'est un des symptômes les plus singuliers et les plus intéressants, parce qu'il est de ceux qui ont été le moins fréquemment notés dans les cas de lésions cérébrales, et je ne doute pas qu'il ne soit produit par la compression exercée par la tumeur sur la cinquième paire de nerfs qui donne origine à la branche gustatoire (1), puisque, dans les deux faits, cette paire de nerfs fut comprimée et déplacée. L'obtusion de ce sens se déclara par l'absence de préférence des malades pour les objets que l'on plaçait dans leur bouche, puisque, comme on l'a vu chez le premier sur-tout, ils pouvaient boire les médecines les plus nauséabondes avec autant d'indifférence que les breuvages les plus agréables.

L'affaiblissement des sens, plus spécialement de la vue et de l'ouïe, précédé pendant un temps considérable de quelque perte de l'action des muscles volontaires et de la sensibilité générale, pourrait être mis en regard d'un léger manque de concordance, dans les deux cas, spécialement en ce qui concerne l'action spasmodique et convulsive qui se montrait par occasion dans le second cas, mais ne se présentait pas dans le premier.

Quoi qu'il en soit, il y a quelque chose d'analogue à l'attaque d'apoplexie congestive, comme l'irritation et l'embarras graduel du cerveau qui survient et indubitablement, l'affection séreuse (suffusion séreuse), ainsi que les changements qu'elle entraîna dans les ventricules, eut une part considérable dans l'affaiblissement de l'action musculaire et dans la dépression progressive de l'intelligence, qui n'exista pas durant la première période de la maladie dans les deux cas.

Il est instructif de mettre en parallèle avec le sujet précédent, et de décrire les effets des lésions qui se rencontrent dans les différentes portions de la moelle épinière. Nous avons eu souvent l'occasion de faire ce rapprochement, soit dans des cas de maladies, soit à la suite d'accidents. Sir *B. Brodie* a écrit sur ce sujet un très intéressant mémoire qu'il a lu en mai dernier devant la société médico-chirurgicale, et qui a été imprimé dans le volume du même mois, de ses savantes *Transactions*. Les médecins rencontrent très fréquemment dans leur pratique des cas de cette espèce où la maladie produit une paralysie partielle qui peut être plus ou moins rapportée à une altération locale. Dans un cas, qui était confié à mes soins, à l'hôpital, il y a peu de mois, une femme

(1) Rameau lingual de la branche sensitive du nerf maxillaire inférieur,— troisième portion de la 5e paire. (N. du T.)

2

quelque peu avancée en âge fut atteinte d'une paralysie du glosso-
pharyngien et du nerf laryngé, de telle sorte qu'elle était dans
l'impossibilité d'avaler et complétement aphone. Comme elle était
incapable d'écrire, elle exprimait par signe ; elle ne présentait aucun autre symptôme de paralysie. Un homme qui avait une maladie évidente de la vertèbre cervicale supérieure avait perdu le pouvoir de parler (d'articuler les mots), si ce n'est très-bas, tandis que
dans le même temps les extrémités inférieures se paralysaient de
telle façon, qu'il était incapable de se promener ; mais sous l'influence d'un séton à la nuque il put recouvrer l'usage de ses membres inférieurs assez complétement, et il quitta alors l'hôpital sans
avoir recouvré la parole et sans qu'il lui fût possible de parler au-
trement qu'à voix basse.

Les deux cas suivants sont des exemples bien frappants de ces
états malheureusement trop fréquents, dans lesquels les ligaments
et les surfaces articulaires des deux vertèbres cervicales supérieures deviennent malades et dans lesquels la compression exercée
par l'apophyse odontoïde sur la partie supérieure des faisceaux
antérieurs de la moelle détruisit la faculté des mouvements volontaires dans tout le tronc et les membres inférieurs, tandis que les
nerfs qui tiennent les sens spéciaux sous leur dépendance, ceux
qui fournissent le mouvement aux muscles de la face, de la langue, du larynx, et aux muscles des autres régions voisines, ainsi
que les nerfs du sentiment dans toute l'économie, restèrent intacts.

Obs. III. — *Paralysie du mouvement occasionnée par la compression
exercée par le* processus dentatus *(apophyse odontoïde).*

Samuel Elim fut admis à recevoir mes soins le 13 du mois d'août
1832. Il avait éprouvé de la lourdeur à la nuque depuis trois mois ;
deux mois avant son admission, il éprouva une faiblesse des mouvements dans la main gauche après avoir été exposé au froid. La main
droite fut aussi graduellement engagée ; alors aussi la jambe gauche,
puis la jambe droite, de telle sorte qu'à ce moment, il restait assis dans
un état complet d'impuissance, capable seulement de remuer très imparfaitement le bras droit, qu'il élevait occasionnellement d'une manière convulsive. Le membre inférieur correspondant était aussi très-

imparfaitement soulevé. La sensibilité n'était point atteinte, la respiration était diaphragmatique, et lorsqu'il faisait un grand effort de toux, ses jambes étaient spasmodiquement enlevées. Les muscles des parties inférieures du visage et les mâchoires paraissaient contractés. Il éprouvait de la difficulté à rendre les garde-robes et les urines, mais il était par contre toujours capable de les retenir. Il se plaignait de quelque souffrance dans le gosier, et le moindre mouvement de la tête qui provoquait les mouvements de l'atlas et de l'axis, déterminait une douleur considérable. On lui plaça immédiatement un séton à la nuque, en recommandant le repos le plus strict dans la position horizontale, et des remèdes furent prescrits simplement pour maintenir les fonctions dans un état de santé tolérable ; le grand but était de procurer, si cela était possible, l'ankylose des vertèbres supérieures. Il restait alors sur le dos dans un état de complète immobilité, et était régulièrement alimenté par une garde. Il éprouvait de temps en temps de violentes attaques de dyspepsie qui semblaient menacer son existence ; elles étaient habituellement combattues avec succès par l'éther sulfurique et d'autres stimulants.

Vers le milieu de novembre, il était capable de mouvoir les doigts de la main droite, qui avant, étaient immobiles. Vers la fin du même mois, il y avait pareillement quelques faibles mouvements dans le pied droit.

Le 8 décembre 1832, il pouvait bien remuer le bras droit et très bien la jambe droite ; il remuait aussi un peu la jambe gauche.

Le 11 février 1833, les côtes sont considérablement élevées dans l'inspiration, et la puissance des deux mains et des jambes est très augmentée.

Le 28 courant, il fait maintenant de très légers mouvements de la main gauche, et il se sent capable de se mettre lui-même dans son lit.

Le 29, on renouvelle le séton à la nuque.

Le 15 avril, il peut se sontenir assez solidement pour faire deux ou trois pas ; il peut aussi porter la main près de sa bouche.

Le 31 mai, il se promenait, avec l'assistance de deux personnes, dans toute la longueur du quartier, et pouvait revenir.

Depuis ce temps il s'améliora graduellement, de telle sorte qu'il pouvait se promener sans l'assistance de personne, et il y avait toute raison de penser qu'à l'exception de la lourdeur de la nuque, il se rétablirait tout à fait. Il resta tranquille à l'hôpital, en ayant soin d'entretenir la suppuration du séton et de la renouveler toutes les fois qu'il y éprouvait quelque souffrance. Il prit aussi quelques doses de calomel de temps en temps, et quelques autres attirants. Malheureusement, il quitta malgré tout l'hôpital, au mois de février 1834, et après avoir bu trop copieusement, il força par quelques mouvements brusqués la position dans laquelle on lui avait mis la nuque et la région cervicale. Il en résulta, comme conséquence, nn relâchement avec augmentation de souffrance, et une grande difficulté dans la déglutition. Il fut forcé de reprendre le lit, tomba à peu près dans le même état où il était en premier lieu, et après avoir souffert jusq'au mo d'avril, il mourut.

En examinant le cadavre, on trouva une maladie étendue aux vertèbres cervicales supérieures ; un abcès s'était largement développé sur toute la surface antérieure de leur corps.

Dans ce cas, l'effet de la maladie semble s'être porté principalement sur les faisceaux antérieurs de la moelle et les racines du mouvement, en réagissant d'abord sur les extrémités supérieures et plus tard graduellement sur tout le corps. Le retour de la force musculaire fut pareillement progressif, bien qu'elle ne retraçât pas toutes les étapes qu'elle avait parcourues en s'affaiblissant. Le traitement a duré huit mois, et, selon toutes les probabilités, la guérison aurait été complète, avant que six autres mois ne se fussent écoulés, si l'imprudence du malade n'eût déterminé une nouvelle inflammation et de la suppuration qui le firent succomber.

On doit remarquer que, dans ce cas, les bras furent d'abord le siége de la paralysie. Cela n'est pas rare, en effet, lorsque la lésion est située sur les vertèbres cervicales supérieures. J'ai congédié, il y a peu de temps, de Cornélius' Ward, un malade qui a été très bien rétabli par les sétons et le repos, chez lequel le bras droit et que - quelques muscles de la nuque étaient complétement paralysés par une altération qui occupait les trois premières vertèbres.

Obs. V.— *Paralysie avec affection spasmodique des extrémités inférieures, par affection des vertèbres dorsales.*

James Carr, âgé de 28 ans, homme intelligent, d'un tempérament leuco-phlegmatique, grand, mince et osseux, fut admis dans le quartier de Job en juin 1836 ; il avait été engagé depuis plusieurs années comme commis libraire à Londres ; il avait toujours été tempérant et se louait de sa bonne santé, à l'exception d'une attaque de rhumatisme qu'i avait eue à l'âge de 16 ans.

En courant à ses affaires, il lui arriva souvent, et particulièrement à

la fin de chaque mois, d'être exposé à la pluie durant le jour ; puis il
restait debout toute la nuit avec ses habits mouillés.

Après avoir été ainsi exposé, il fut atteint de mal de tête, de nausées,
de souffrances dans le côté gauche et de vomissements de matières bilieuses. Les sclérotiques devinrent colorées en jaune. Cela dura dix
jours, pendant lesquels il s'affaiblit et s'amaigrit. (*Lost flesh.*) Il éprouva
alors, vers le milieu de la région dorsale, de violentes douleurs qui
étaient augmentées par la pression et le mouvement. Un vésicatoire fut
appliqué ; la douleur se répandit dans différents points de la poitrine,
sur lesquels de nouveaux vésicatoires furent successivement appliqués.
Il éprouva rapidement de la faiblesse dans les membres inférieurs, de
telle sorte qu'en marchant il tomba. Il essaya de l'air de Brighton, mais
il n'en éprouva aucun bon résultat ; au contraire, lorsqu'il revint chez
lui après six semaines, il ne pouvait marcher qu'avec difficulté et la
sensibilité était très-diminuée. Alors on lui prescrivit un traitement
tonique qui fut bien suivi et duquel il éprouva du bien-être, car neuf
mois après la période de sa première attaque, il était suffisamment re-
mis pour se tenir debout. Après cela, il fut de nouveau exposé à l'hu-
midité et fut souvent obligé de se livrer à de longues marches, et au
bout de peu de semaines sa maladie revint graduellement : il éprouvait
de la débilité et de l'affaiblissement de la sensibilité. Lorsqu'il était
couché dans son lit, il avait le constant désir d'allonger ses jambes,
mais elles avaient généralement, même pendant la marche, de la ten-
dance à se croiser.

Il entra en ce moment à l'hôpital sous les soins du docteur Bright.
pouvait alors faire quelques pas à l'aide de deux chaises, mais cet
exercice même lui causait une grande fatigue et une excessive transpi-
ration. L'apophyse épineuse de la cinquième vertèbre dorsale était
saillante, les deux vertèbres au-dessous étaient déprimées, faibles et
cédaient à la pression. Au-dessous d'elles, la sensibilité était imparfaite,
l'engourdissement s'étendait en avant au-dessus de l'ombilic ; les muscles de l'abdomen étaient tendus ; lorsqu'on pinçait les jambes, il les
retirait ; les intestins étaient resserrés.

> Fiat cetaceum reg. dorsi.
> Decoct. aloes co. ʒvj. o. m.
> Pil. plum. gr. v. D. N.

Durant une période de six mois de séjour à l'hôpital, il fut tantôt
mieux, tantôt plus mal, mais ayant toujours, quoi qu'il en fût, une ten-
dance à l'aggravation. Quelquefois la sensibilité devenait parfaite,
quelquefois il pouvait mouvoir ses jambes avec une grande facilité,
quelquefois il avait de la rétention d'urine, jamais d'incontinence, et

pouvait toujours retenir ses matières fécales; l'urine était normale. Il quitta l'hôpital au commencement de janvier, et souffrait cruellement d'une bronchite pour laquelle il rentra de nouveau.

Il présentait alors une très-grande émaciation, un affaiblissement complet de la motilité et de la sensibilité des membres inférieurs ; la sensibilité se perdit bientôt entièrement au-dessous des vertèbres lombaires et à la partie moyenne du sacrum et vers le trochanter. Les garde-robes étaient soumises à la volonté; il rendait convenablement ses urines en quantité suffisante ; elles donnaient une réaction normale. Les muscles abdominaux présentaient en général une rigidité très-grande, cependant ils se relâchaient occasionnellement et ils se contractaient subitement et dans leur entier d'une manière plus complète que précédemment. L'extension du corps en avant, ou tout autre exercice, augmentait cette contraction. Des spasmes répétés, suivis de souffrances, l'engageaient à sortir du lit ; la respiration était courte et l'expiration saccadée; les jambes, lorsqu'il était couché sur le dos, étaient généralement étendues et croisées; le muscle droit et les adducteurs, qui depuis son amaigrissement peuvent être distingués, deviennent remarquablement tendus. Quoi qu'il en soit, les jambes peuvent être soulevées occasionnellement, et quand il est placé dans une chaise, si elles sont allongées au commencement, bientôt elles se fléchissent et se croisent ; les tendons des demi-tendineux et demi-membraneux qui forment le creux du jarret, se présentent comme des cordes très-tendues, contrastant avec ceux de l'extérieur, qui sont souples ; le droit fémoral et les adducteurs sont constamment rigides. Un ulcère en voie de cicatrisation siége au sacrum. Ses bras ne sont point affectés ; il transpire beaucoup, particulièrement du dos, des mains, et quoiqu'il soit plus irritable, le moral est cependant bon.

Obs. VI.—*Paralysie des muscles abdominaux et des extrémités inférieures, par suite de maladie de la troisième vertèbre dorsale.*

Le 21 février 1853, je fus requis pour visiter, avec M. Key, un jeune homme qui était atteint d'une diminution de la force dans les membres inférieurs, accompagnée d'une grande faiblesse dans les hanches, les genoux et les chevilles, et d'un affaiblissement notable de la sensibilité à la partie extérieure des deux jambes, en remontant jusqu'au sommet et à la base du sacrum. Il exprimait lui-même qu'il ne sentait pas le sol sur lequel il marchait. Dans une occasion qui se présenta dans les deux derniers jours, la vessie se vida subitement, avant qu'il ait eu le temps de s'y préparer. Il tomba le matin en s'éveillant, fut pris d'un singulier et irrésistible désir de bâiller, et ses jambes, ses bras furent agités de secousses convulsives. Il n'éprouvait pas de bourdonnements dans la tête, n'avait ni surdité, ni affaiblissement dans la vue; mais, en deux ou trois occasions, durant les cinq dernières semaines, il avait éprouvé quelques légers vertiges. Il ne ressentait aucune douleur le long de l'épine, que l'on y exerçât ou non de la pression, et l'on ne découvrait aucune inégalité, ni irrégularité sur le trajet des apophyses épineuses, quoique l'examen le plus attentif fût institué dans ce but pendant quelque temps.

Le 28 février, la paralysie fit des progrès si considérables qu'il fut à peine capable de marcher et même de se tenir debout. Les muscles de l'abdomen étaient si paralysés qu'il était incapable d'expulser les féces. En même temps, comme il existait un relâchement du sphincter de l'anus, les matières s'échappaient quelques fois malgré lui. Le spasme se montrait beaucoup plus pénible le matin quand il se réveillait ; il survint pareillement, en d'autres moments, et le malade dit qu'il était comme tétanique. Avant cette époque, il avait largement pris de la salsepareille ; il avait eu des ventouses sur les lombes, et des vésicatoires avaient été appliqués de chaque côté de l'épine. On jugea convenable d'essayer les mercuriaux, et la combinaison de calomel, d'opium et d'antimoine, fut administrée.

Le 8 mars, sa situation était pire. Il était entièrement incapable de faire aucun maniement de chaque jambe, et la sensibilité y était beaucoup diminuée. Les garde-robes ne s'effectuaient pas sans purgatifs, et, d'un autre côté, le sphincter de l'anus n'était plus sous l'influence de la volonté ; les urines étaient retirées à l'aide du catéther. Le mercure fut continué encore quelques jours à petites doses.

On suspendit le mercure le 15 courant, lorsqu'on se fut assuré de son manque d'action. Les fesses et les hanches commencèrent à se couvrir d'escarres, et toutes les parties sur lesquelles s'exerçait la pression s'enflammèrent et furent couvertes de vésications ; mais il n'avait point conscience de ces souffrances et n'y prit pas garde. A cette époque il retira beaucoup d'avantages de l'usage du *water-bed*, et une escarre étendue et profonde s'était guérie dans un temps très-court.

Dans le cours de l'été, on acquit la certitude que la troisième vertèbre dorsale se projetait irrégulièrement hors de la ligne de l'épine dorsale et allait en augmentant, en dépit de tous les moyens employés.

En octobre, on sentit manifestement de la crépitation sur le point où existait la saillie vertébrale. Ses garde-robes s'écoulaient sans qu'il en eût conscience ; la sensibilié était éteinte au-dessous de la ceinture. Quoi qu'il en soit, la santé générale était bonne, et son esprit était dispos et non embarrassé.

En décembre, il rendit quelques petits calculs, et, à l'aide de la sonde, on en sentit d'autres dans la vessie. Les mêmes symptômes persistèrent avec très-peu de variations pendant plusieurs mois, et vers le milieu de novembre 1834, les rudes contractions spasmodiques avaient cessé, apparemment à cause de la désorganisation plus considérable du canal rachidien. En décembre de la même année, sa santé se dérangea beaucoup plus, l'appétit se perdit et il survint des vomissements fréquents ; les escarres se développèrent aux fesses. Ses forces diminuaient de jour en jour et il expira dans le mois de 'anvier.

Le cas précédent ne peut être considéré comme un fait nouveau, mais il découle un intérêt tout particulier de la difficulté que l'on rencontra à préciser le siége du mal. Vers le temps où le malade consulta pour la première fois, une portion de l'os frontal droit était en voie d'exfoliation par suite d'affection périostale, et nous avions très-distinctement observé que des étourdissements avaient existé quelque temps avant la paralysie des extrémités inférieures. Les principaux symptômes, quoi qu'il en soit, siégeaient à la partie inférieure du corps, mais il se passa plusieurs mois avant qu'ils fussent bien précisés.

De plus, ce cas nous paraîtra plus ordinaire, si nous réfléchissons à la distribution des nerfs, à leurs fonctions bien déterminées, ce qui résulte, comme cela a été mentionné, presque nécessairement des lésions qui affectent certaines parties du système nerveux, les résultats de la maladie le prouvent, et cette preuve ne saurait être trop soigneusement recueillie. Plus nous nous habituons à lier les symptômes à la nature et au siége des lésions, comme celles qui affectent la base du crâne et le cordon rachidien dont l'influence sur les parties éloignées est ordinaire et démontrable, plus nous apprenons à trouver ces sortes de liaisons dan les parties où elles n'ont pas encore été découvertes. Nous trouverons très-probablement la solution relative aux dépendances physiques de certaines parties entre elles, et vraisemblablement nous ariverons à decouvrir certaines conclusions sur les rapports qui existent entre les lésions de structure de certaines parties du cerveau et les altérations du processus mental.

Ainsi, un vaisseau est rompu à la surface du cerveau ou dans la substance de l'un des hémisphères, il en résulte une apoplexie suivie d'hemiplégie. Elle entraîne une certaine vacuité de l'esprit, mais le vice est général et n'est suivi d'aucune singularité. Dans quelques cas, cela est plus spécifique ; dans d'autres, il peut en résulter des illusions fantastiques ; dans d'autres, on a remarqué des troubles dans l'articulation des mots ; ailleurs, la mémoire est altérée d'une manière plus frappante ; dans quelques cas, cette altération a été générale. Ici, l'on a rencontré des altérations de langage ; là, difficulté très-grande et très-marquée de relier les mots aux objets et aux idées que l'on avait l'intention d'exprimer. Il n'est pas déraisonnable de supposer que, dans ces cas différents, la lésion a été différente et par ses caractères propres et par son siége ; et plus nous présenterons de faits, bien qu'ils n'aient pas un grand caractère de précision, plus nous devrons réussir, vraisemblablement, à établir une juste conclusion, pourvu, toutefois, que nous ne voulions porter notre jugement trop rapidement, ni donner plus de portée aux connexions que nous sommes jaloux d'établir entre la cause et les effets.

Le cas suivant a trait particulièrement aux lésions partielles du cerveau que nous venons de rapporter.

Obs. VII.—*Difficulté d'articuler et de relier les mots aux idées qui leur correspondent. — Lésion du corps strié.*

Sarah Dodds, fille âgée de 30 ans, petite et d'une faible constitution, fut admise à recevoir mes soins dans Guy's Hospital. Elle était atteinte d'une hemiplégie du côté droit ; les muscles de la face n'étaient pas affectés ; sa parole (ou l'action d'articuler les mots) était excessivement imparfaite, et elle présentait cette remarquable circonstance, qu'elle était tout à fait inhabile à relier les mots, lorsqu'elle voulait les prononcer, aux idées qu'elle voulait exprimer, ou avec les choses qu'elle se proposait d'énoncer.

On nous apprit que, pendant les trois ou quatre années précédentes, elle avait souffert d'attaques de dyspepsie, de douleurs de tête longtemps continuées et fréquentes, de souffrances superficielles à l'occiput, de surdité et de bruits de chants dans les oreilles. Six mois avant son entrée, elle fut saisie d'une attaque qui fut suivie d'hemiplégie. Tous ces symptômes s'aggravèrent ; les douleurs de tête devinrent plus lancinantes, la surdité plus confirmée, la souffrance de l'occiput plus forte ; sa mémoire s'altéra. Elle se plaignait de sensations particulières dans la tête, qui participaient à la fois de l'étourdissement et de la faiblesse, et elle s'imaginait qu'elle était toujours sur le point de tomber. Ses mains, la droite surtout, se refroidissaient facilement et

devenaient engourdies. Toutes ces souffrances augmentèrent graduellement ; elle fut obligée d'abandonner son emploi de domestique, et,
dans le milieu de juin 1836, après avoir éprouvé pendant un jour des
sensations étranges et une sécheresse particulière dans la bouche, elle
fut prise d'une attaque d'apoplexie pendant qu'elle se déshabillait pour
se coucher. Elle resta dans l'état comateux pendant quarante-huit
heures ; les yeux étaient fixes, la respiration stertoreuse, et elle eut de
fréquents vomissements de matières bilieuses, de telle sorte que la
personne qui la soignait pensa qu'elle éprouvait les effets d'un poison
narcotique.

A la fin de cette période, elle reconnut les objets environnants, mais
sa mémoire fut très-affaiblie, le pouvoir d'articuler les mots entièrement détruit, le côté droit paralysé et refroidi. A la fin de la quinzaine
suivante, elle pouvait articuler les mots : oui et non, et c'est à cette
époque qu'elle fut admise à Guy's Hospital. Elle fut immédiatement
soumise à un traitement tonique doux, sous l'influence duquel elle
éprouva une amélioration du côté de l'intelligence, de l'articulation
des mots et de la motricité ; mais elle avait toujours de la difficulé de
relier les mots aux choses. Lorsque je lui demandais avec instances le
nom de sa main que je piquais, elle répondait : « *une épingle,* » mais
immédiatement elle donnait une preuve de sa connaissance en indiquant que ce n'était pas le mot approprié, mais qu'elle ne pouvait indi-
quer quel était ce mot ou ce nom.

Le 23 septembre, on la soumit, selon son propre désir, à l'usage de
l'électricité administrée sous forme de légères secousses et d'étincelles
dirigées sur le côté malade. Elle sembla s'améliorer sous l'influence
de ce moyen, et, le 1er octobre, je notai que sa parole et l'articulation
des mots était beaucoup plus parfaite, et qu'elle reliait mieux les mots
aux idées. Elle continua à s'améliorer graduellement, et elle fut capable de se promener, quoique avec beaucoup de peine, mais sans un bâ-
ton, dans tout le quartier. Sa main droite, quoi qu'il en soit, se rétablit
presque ; elle conserva de la raideur, et les doigts restèrent semi-flé-
chis. Sa force était variable. Dans ses meilleurs jours elle parlait
comme si elle eût été une étrangère, faisant attention à tous ses mots,
et néanmoins les confondant fréquemment.

Le 24 octobre au matin, elle se plaignit du retour de ses sensations
bizarres, et de sécheresse des narines, qu'elle avait ressenties à l'époque
de sa première attaque ; elles lui en faisaient redouter une seconde.
Dans l'après-midi, pendant qu'elle se promenait dans le quartier (les
derrières de l'hôpital où elle séjournait), elle fut prise d'une attaque
subite, et se heurta, en tombant, contre le fer d'un bois de lit. Lorsqu'elle se releva, elle dit à faible voix qu'elle ne s'était pas blessée.

Elle fut placée dans la position horizontale, et presque aussitôt elle tomba dans le coma. On lui retira six onces de sang par des ventouses appliquées à la nuque. Le docteur Addison la vit une heure après dans l'état suivant : coma complet, aucune déviation de la face, pupille gauche contractée, pupille droite dilatée, mais insensibles à l'action de la lumière ; respiration stertoreuse ; pouls lent et quelque peu faible. Comme il existait une grande plénitude de l'abdomen, principalement vers la région sous ombilicale, on pratiqua le catéthérisme au moyen duquel on retira une pinte d'urine très-colorée. Elle s'affaissa trois heures après l'attaque, sans avoir repris connaissance et sans convulsions.

Autopsie.—En enlevant le crâne et la dure-mère, on constate que les circonvolutions sont comprimées, et en même temps on sent du liquide dans l'hémisphère droit. En coupant cet hémisphère, on trouve qu'une large portion de la substance cérébrale est profondément altérée et ramollie. Il y existait une cavité étendue, de couleur jaune d'ocre, indiquant le siége de la lésion occasionnée par la première attaque d'apoplexie ; elle semblait occuper le corps strié dans toute son étendue, et plus particulièrement la partie postérieure, où elle était entourée d'un kyste fibreux et contenant un petit caillot jaune-brun. L'attaque finale semblait avoir son origine près de la même partie, s'être fait jour à travers le cerveau ramolli dans le ventricule latéral gauche, avoir complétement détruit le septum lucidum, rempli le ventricule latéral du côté opposé, s'être frayé une route à travers le troisième et le quatrième ventricule, et s'être infiltré dans le cervelet, dans l'hémisphère gauche duquel se trouvait un caillot gros comme une noix, semblable à une gelée noire, demi-molle, pendant que le sang placé en couches entre les lames du cervelet formait, dans l'arachnoïde, une ecchymose étendue. Les artères étaient généralement épaissies et parsemées de matières atheromateuses tendant évidemment à l'ossification. Les artères vertébrales étaient dilatées.

Poitrine contractée : poumons turgides et généralement infiltrés de sérosité spumeuse.

Le ventricule gauche du cœur était hypertrophié, très-contracté, ne contenant pas de sang. Il existait des taches opaques sur plusieurs parties de sa surface ; les valvules mitrale et aortiques légèrement épaissies ; l'aorte ascendante était dilatée, la portion descendante l'était peu ; les membranes épaisses et rigides. Le ventricule droit n'était point hypertrophié et avait une capacité restreinte.

La rate arrondie, brune et charnue. L'estomac, remarquablement distendu et à parois épaissies, descendait presque jusque dans le bassin.

L'utérus petit. Dans un ovaire, existait un kyste du volume d'un œuf.

Dans ce cas, la situation de la lésion cérébrale gauche occasionnée par la première attaque était bien définie, et, par sa situation dans la partie postérieure de l'hémisphère cérébral, elle répondait bien à l'opinion intimement admise par plusieurs observateurs, savoir : que la lésion de cette partie est en connexion avec la diminution des mouvements du bras. Tandis que, par sa situation à la partie postérieure du corps strié, il me maintient dans cette opinion que je me suis faite après avoir examiné plusieurs observations semblables, savoir : qu'il y a un rapport entre cette lésion et le pouvoir d'articuler les mots. Pour ce qui concerne la connexion qui existe entre la lésion spéciale et l'altération mentale toute particulière, nous pouvons dire, autant qu'on en peut juger, que l'altération faite au corps strié correspondait, en un certain temps, avec le commencement de cette affection mentale. L'intelligence, en effet, récupérait graduellemnt cette puissance, les mots s'associaient de mieux en mieux aux idées, à mesure que le processus de respiration s'effectuait dans les parties du cerveau dilacérées.

L'affection du cœur, l'altération du système artériel général, et particulièrement des artères cérébrales, concoururent indubitablement à produire la rupture des vaisseaux et les deux attaques qui en dépendaient. Il est probable que la souffrance superficielle, qui siégeait vers la région occipitale, était due aux altérations morbides des artères vertébrales.

OBSERVATION VIII.—*Difficulté de lier les mots avec les idées qui leur correspondent.* —En juin 1832, je fus prié par M. Beck, de Lambeth, d'examiner avec lui le cas d'un gentleman très vigoureux qui avait dépassé l'âge moyen, avait toujours joui d'une bonne santé, à cette exception qu'il avait été sujet à quelques maux de tête. Depuis quelques années il souffrait de faiblesse accablante, et dans une occasion il éprouva une attaque bien marquée, dans la rue, où il perdit le sentiment qu'une saignée lui fit retrouver. Depuis cette époque, on n'eut pas connaissance qu'il ait eu une autre attaque de ce genre.

Les symptômes de la maladie actuelle apparurentla veille du jour ou je fus appelé. Il se plaignait de mal de tête, et un ami appelé auprès de lui fut frappé de la singulière incohérence de son langage. Un vigoureux cathartique fut administré, mais n'avait produit aucun résultat

matériel favorable lorsque j'arrivai. Je le trouvai en apparence entièrement embarassé et bavardant avec plus d'incohérence ; mais il était
manifeste que cette apparence d'inhabileté à coordonner les mots et à
les relier aux idées qu'ils représentaient, allait de pair avec quelque
légère difficulté dans l'articulation des sons ou des mots. Il supportait
bien la lumière et le bruit. Les pupilles étaient normalement dilatées
et mobiles, le pouls à 62, la respiration tranquille. La seule trace de
paralysie consistait dans une faible déviation de la bouche du côté
gauche.

La difficulté qu'il éprouvait à appliquer des expressions justes, quand
il parlait, offrait une singularité frappante et saisissante. Evidemment il reconnaissait très bien les personnes qui venaient dans sa
chambre ; il offrait très bien la main à ses amis, mais il leur appliquait
des noms qui ne leur appartenaient pas, et accompagnait ses actes par
des expressions ou des notes plus étrangers à un salut amical que ne
l'indiquaient ses manières.

Il n'est pas nécessaires de nous étendre sur les particularités du traitement adopté : déplétion modérée par la saignée; larges purgations ;
topiques sur la tête ; mercure à doses fractionnées, tels sont les moyens
qui furent employés.

Le 9, je pris note de ce qui suit : sommeil très calme, puols à 8°, très
variable en force par instant, quelques fois ferme et d'autres fois faible,
inégal. — La langue nette: les entrailles constipées. — Des vésicatoires furent complétement appliqués sur le crâne. — L'état principal de
l'intelligence reste altéré. — Voici un spécimen de sa conversation :
« Comment vous portez-vous, Monsieur, aujourd'hui? — *Oui, je vous
l'ai dit, assez bien, depuis trois heures et demie ;* — Mais, comment vous
trouvez-vous? — *Oui, oui je le sais... La demie; bien, peut-être un quart
d'heure.... vous voyez, dix et dix...; oui c'est cela.* Avez-vous pris un bon
dîner aujourd'hui? — *A peu près ce que vous savez que je vous ai dit...
non, cela est trop... vous faites trop cela...* » Et ainsi de suite, avec incohérence d'idées. Mais il disait tout avec l'air de la meilleure humeur
et de la plus grande gaité.

Le 12 juillet, l'état général était décidément amélioré, mais la conversation était inintelligible au plus haut degré. Il me reconnut, me
tendit la main, et me donna un nom qui n'était pas le mien. Il me dit
qu'il comptait me présenter à un gentil petit garçon (une petite fille de
cinq ans qu'il aimait beaucoup entrait en ce moment dans sa chambre).
M. D... (il désigna la petite fille par son nom véritable), *permettez que
je vous présente à M. D....* (il me désigna), *une jolie petite biche, n'est-ce
pas?*

Le 15 juillet, il se leva pour venir à moi, me donna une poignée de main, mais me dit qu'il ne pouvait pas prononcer mon nom; ne le connaissait-il pas ?... Je lui présentai ma carte et il la lut d'un air triomphant : « *Bright ! oui, vous voyez, je le connais; maintenant il est si bizarre*, dit-il en riant; *je ne peux pas dire ce dont j'ai besoin. — Je sais tous vos noms si bien !* » — Je lui demandai alors de lire ce qui était écrit sur ma carte. « *Oui, je connais très-bien les deux mots :* HANWEL, SURFIT... *—Cela est si étrange que je ne peux pas le dire.* » Je lui lus alors, et il répéta très-distinctement, en riant de sa propre stupidité.

Le 28 juillet, il était encore amélioré dans sa manière d'être, ainsi qu'en ce qui concernait l'articulation des mots, quoiqu'il éprouvât encore de la difficulté à trouver l'expression dont il avait besoin; mais il avait conscience qu'il n'employait pas le mot propre.

Le 11 août, il était si bien que je pris congé de lui. Il avait encore cependant un peu d'hésitation, et souvent quand il parlait vite, il perdait une partie des mots. Il vécut depuis cette époque tranquille dans la retraite et n'eut aucune récidive. Toutefois, deux années entières s'étaient écoulées, qu'il conservait encore des traces de sa maladie; son langage était difficile, il articulait mal les mots.

Evidemment, il n'est pas possible de dire d'une manière positive quelle a été la nature et le siége de l'affection dans ce cas. Il n'est pas non plus permis de penser à une extravasation sanguine. Dès le début, je considérai que cette affection était bien plutôt le résultat d'une attaque d'épilepsie congestive, avec altération des vaisseaux cérébraux, que d'une rupture vasculaire avec suffusion sanguine. Toutefois, je ne pense pas qu'il puisse y avoir un doute sur le siége de l'altération. Il me paraît probable que la même partie du corps strié qui avait eté atteinte dans le cas précédent (7me observation) l'était aussi dans celui-ci. Seulement, sous l'influence d'une modification quelconque, l'intelligence avait été plus altérée que les mouvements volontaires. Cette altération du corps strié dépendait peut-être d'une distension congestive des artères cérébrales.

OBS. IXe— *Altération de la vue et du sens du toucher, avec lésion de la couche optique.* — En octobre 1845, je fus appelé par M. Travers pour voir un homme âgé de 58 ans, de constitution goutteuse qui, depuis une année, était sujet à des symptômes cérébraux; à cette époque, il éprouva, étant assis, après le dîner, de faibles vertiges, et s'étant levé de sa chaise, il tomba tout à coup à terre, en essayant toutefois de se

rattraper. Cette attaque lui occasionna de l'engourdissement dans tout
le côté gauche pendant quelques semaines. Deux mois après, il eut
une autre attaque qui fut suivie d'une sensation morbide toute particulière dans les doigts, de telle sorte que tous les objets qu'il prenait
lui semblaient comme gélatineux, onctueux, et s'il touchait les couvertures de son lit, il éprouvait quelque difficulté à se persuader
qu'elles n'étaient pas parsemées d'arrow-root. Cela fut de courte du-
rée, à peine quelques heures, et fut remplacé par quelques illusions
d'optique. Il s'imaginait qu'il voyait des personnes ; alors il marchait
avec activité, allait vers les portes, les fermait. Sa manière assurée de
marcher coïncidait avec sa conviction. A cette époque, il pouvait s'occuper d'affaires, de telle sorte que ses *illusions* semblaient plutôt être
le résultat d'une impression morbide sur les nerfs optiques, que d'un
processus mental. Pendant les quelques dernières semaines, il avait
ressenti une douleur sourde dans les oreilles et il entendait par instants
très peu distinctement. Peu de jours avant il avait éprouvé, pendant quelques heures, un affaiblissement presque complet de la vue, et avait été
en même temps incapable de comprendre ce qu'on lui lisait ; il éprouvait aussi dans la cuisse et la jambe gauche une sensation de frémisse-
ment (*and a tingling sensation was now always felt in his left leg and thigh*).
C'était notre opinion à cette époque que l'affection avait son siége dans
les vaisseaux cérébraux, et nous prévoyions de plus sérieux désordres et de plus graves attaques de paralysie. Un séton à la nuque, une
observation rigoureuse de l'état des intestins et la diète, tels furent les
moyens auxquels nous nous arrêtâmes principalement pour conjurer
le danger imminent.

Je vis ce gentleman trois ou quatre fois seulement ; la dernière fois,
ce fut en décembre 1835. A cette époque, bien qu'il eût refusé de se
laisser mettre un séton, il trouvait que l'état de sa tête s'était amélioré.

J'appris ensuite que, dans le milieu de l'été, il avait ressenti dans
l'hypochondre droit de violentes souffrances, dont la nature était
quelque peu obscure ; mais il survint des symptômes inflammatoires
graves, et il mourut à la fin d'octobre 1836.

Ce qui suit est la description faite, par M. Travers jeune, de l'état
dans lequel se trouvait le cerveau :

« Les sinus de la dure-mère très-engorgés, l'arachnoïde opaque,
épaissie et soulevée par de la sérosité qui s'écoule en grande quantité
lorsqu'on remue le cerveau ; il en existe également vers la base du
crâne et dans le canal vertébral.

» La substance médullaire de consistance moindre que de coutume
et vasculaire. En faisant une section à la partie postérieure du thalamus
opticus droit (corps géniculé inférieur), on découvrait à sa surface une

déchirure ou une excavation d'un demi pouce de long, présentant une
coloration d'un jaune brun, comme si elle était tachée de bile ; il existait du ramollissement de la substance médullaire environnante. Une
once environ de sérosité dans le ventricule latéral droit, rien dans le
gauche. Les artères cérébrales développées, béantes, présentaient çà
et là des traces de dépôts athéromateux.

» On découvrit un large abcès péritonéal qui avait déterminé une
péritonite générale et avait été la cause immédiate de la mort.

Dans ce cas, les symptômes les plus remarquables se présentè-
rent du côté de la vision et du sens du toucher exercé par les
doigts, et la lésion anatomique siégeait décidément dans la couche
optique, ce qui coïncide avec nos notions préconçues sur les fonctions de cette partie de l'encéphale.

Si nous passons en revue les cas que j'ai exposés ensemble, j'ai
la pensée intime que nous trouverons entre eux beaucoup de points
de contact ; ils servent tous plus ou moins à établir et à fortifier
notre conviction, savoir : que les différents symptômes qui sur-
viennent dans les maladies du cerveau et de la moelle épinière
sont les résultats de lésions bien déterminées siégeant dans différentes parties du système nerveux ; ce sont, en outre, des exemples
frappants.

Dans les deux premiers cas, la relation entre les symptômes
et la lésion semble bien démontrée. Dans les deux cas d'affection
cervicale et dorsale, l'évidence peut encore être à peine contestée,
et si, dans les trois derniers cas, il surgit quelque incertitude, ils
n'en demeurent pas moins comme des faits curieux à enregistrer,
quoique cependant ils ne représentent pas des formes morbides
très-rares. Les deux cas dans lesquels le cerveau fut affecté présentent par contre une plus grande valeur, puisqu'ils montrent la
coïncidence, sinon la dépendance, de certaines lésions bien défi-
nies et de certains symptômes bien accentués.

FIN.

Paris. — Imprimerie de E. Brière, rue Saint-Honoré, 257.

www.ingramcontent.com/pod-product-compliance
Ingram Content Group UK Ltd.
Pitfield, Milton Keynes, MK11 3LW, UK
UKHW020129080726
13614UKWH00005B/2120